AF305846

ÉTUDES

sur

LES EAUX MINÉRALES

de l'arrondissement d'Alais.

ÉTUDES

CHIMIQUES ET MÉDICALES

sur

LES EAUX MINÉRALES

Bitumineuses, salines, sulfureuses,

DE L'ARRONDISSEMENT D'ALAIS.

et en particulier

SUR LES SOURCES D'AUZON,

Par L. ROCH, D.-M. M.

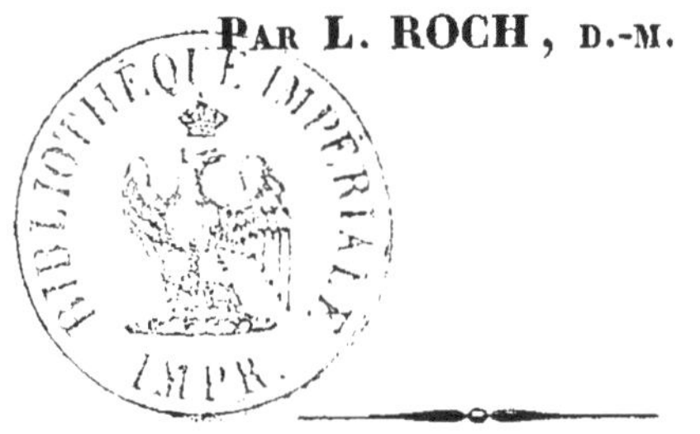

ALAIS,

Imprimerie de veuve **VEIRUN**, libraire, Grand'Rue.

1853.

COUP-D'ŒIL GÉNÉRAL

sur les

SOURCES BITUMINO-SULFUREUSES

DE L'ARRONDISSEMENT D'ALAIS.

L'ARRONDISSEMENT d'Alais, si riche en productions minéralogiques de tout genre, offre un certain nombre de sources d'eau minérale qui se divisent naturellement en deux classes, savoir : 1º celles qui sont *bitumineuses* ou *bitumino-sulfureuses*; 2º celles qui sont *ferrugineuses*.

Les premières, les seules dont il sera question ici, forment deux groupes séparés par un intervalle de 12 kilomètres; nous les distinguerons sous les noms de *Groupe méridional ou d'Euzet, Groupe septentrional ou d'Auzon.*

Le groupe méridional comprend, outre les sources d'*Euzet* proprement dites, celles de *Saint-Hippolyte-de-Caton* et de *Saint-Jean-de-Ceyrargues*, peu éloignées les unes des autres et situées dans la mème plaine.

Au groupe septentrional appartiennent les sources de *Fon-Pudente*, *Fon-Nègre*, *Fon-Belle* ou du *Mas-Christol*, jaillissant toutes à une faible distance du village d'Auzon.

Les eaux minérales d'Euzet jouissent d'une renommée déjà fort ancienne et justement acquise. Connues et fréquentées dès le commencement du siècle dernier, elles ont depuis fourni matière à de nombreuses observations ; des praticiens éminents, de savants professeurs de l'ancienne Université de Montpellier, parmi lesquels nous citerons Lefèvre, Astruc, Chicoyneau, Sauvages, en ont proclamé les heureuses propriétés dans divers écrits où l'on trouve, avec les règles qui doivent présider à leur emploi, l'indication des cas particuliers auxquels il est applicable. De nos jours la chimie moderne est venue contrôler ou justifier leurs succès, en déterminant la nature et les proportions exactes de leurs principes constituants.

Leur histoire n'est donc plus à faire, aussi n'en parlerons-nous plus bas que pour rappeler les véritables applications dont elles sont susceptibles, et signaler celui de leurs éléments minéralisateurs qui domine leur constitution chimique et nous paraît devoir être considéré comme le principal agent de leur vertu médicatrice ; notre unique but étant de montrer en quoi ces eaux se rapprochent ou diffèrent de celles qui sont récemment devenues l'objet de notre examen.

Une circonstance à laquelle nous nous arrêterons un instant, avant d'aller plus loin, c'est la qualité bitumineuse que possèdent les unes et les autres, et dont il est aisé de se rendre compte, en parcourant rapidement la contrée où elles jaillissent.

On rencontre, en effet, sur la lisière orientale de l'arrondissement d'Alais, une zône ou bande de terrains plus ou moins imprégnés de bitume. Cette zône, d'une largeur variable, dirigée du nord au sud et un peu de l'ouest à l'est, occupe en longueur, à peu de chose près, la distance qui sépare la petite ville de Barjac du village de Saint-Hippolyte-de-Caton, environ 32 kilomètres. Le bitume, qui s'y retrouve partout, apparaît à la surface du sol sur dix ou douze points différents de ce trajet, bien que sous un aspect et à un degré d'abondance et de pureté, variable.

Entre Avejan et Saint-Jean-de-Marvejols, des bancs épais de lignite d'un noir mat, sec, friable et répandant beaucoup d'odeur et de fumée quand on le brûle, sont utilisés comme combustible inférieur par les habitants du pays, pour cuire la chaux ou pour échauffer les magnaneries.

A la Bégude, près le village d'Auzon, la poix minérale

découle en été à travers les fentes et les interstices d'une agglomération de rochers calcaires, d'un gris bleuâtre, taillés à pic et mis à nu par un éboulement. Cette poix, mélange d'asphalte, de malthe et de pétrole, entraînée jadis par les eaux pluviales en quantité considérable et sous forme liquide à la faveur d'une forte proportion d'huile de pétrole, montait à la surface du bassin d'une fontaine disparue depuis et où on la recueillait avec soin, comme on peut le voir dans le passage suivant du voyage de M. de Genssanne dans le Languedoc : « On trouve au » lieu de la Bégude, près d'Auzon, une forte source » bitumineuse qui jette beaucoup d'huile de pétrole ou » plutôt de bitume liquide; on le ramasse à fleur d'eau » avec des écumoirs et autres ustensiles, etc., etc. » (*Hist. nat. du Languedoc*, t. I, p. 201.)

Entre Auzon et Servas, règne une longue colline traversée d'un bout à l'autre à sa base, par un banc calcaire légèrement incliné. Ce banc est formé de plusieurs couches, résultant elles-mêmes de l'assemblage de nombreux feuillets juxta-posés, dont les surfaces de rapport et la tranche sont recouverts d'une couche d'asphalte. La couleur de la pierre, originairement d'un blanc éclatant, en est altérée au point de paraître noire. En séparant les uns des autres ces feuillets dont l'épaisseur varie à l'infini, on trouve souvent sur l'enduit bitumineux qui les tapisse, des empreintes de végétaux semblables à celles des schistes houillers.

Un peu au-dessus du Mas-Christol, sur le versant oriental de la colline, se voit à mi-côte l'ouverture d'une galerie creusée dans le but d'exploiter une petite veine de lignite, et que le peu d'abondance et la mauvaise qualité du combustible ont forcé d'abandonner.

A Servas la poix minérale reparaît, découle comme à Auzon des fentes du rocher pendant la chaleur et suintait naguère encore quelquefois dans le creux d'une fontaine vulgairement appelée dans le pays *Fon-dé-la-Pégo*. On trouve, en outre, dans le voisinage, des masses considérables de calcaires entièrement pénétrés de bitume et régulièrement exploités depuis quelques années pour servir à la fabrication de l'asphalte.

De Servas au village de Mons, situé sur la même ligne, à 5 ou 6 kilomètres de distance, les fouilles, tranchées et défoncements pratiqués dans un but industriel ou agricole, décèlent, pour ainsi dire à chaque pas, la présence souterraine de l'asphalte ou des lignites.

Plus bas enfin et en s'avançant vers l'est, sur le territoire des communes de Monteils, Saint-Hippolyte, Euzet et Saint-Jean-de-Ceyrargues, la qualité bitumineuse du terrain se reconnaît encore à l'odeur caractéristique exhalée par la pierre calcaire quand on la frotte ou qu'on la râcle, odeur qui lui a valu le nom de *pierre-puante*.

A l'exception du rocher d'Auzon, véritable îlot appartenant à la formation néocomienne, la zône que nous venons de parcourir fait partie du lit d'un ancien lac dont les dépôts reposent sur le terrain crétacé inférieur ; c'est donc généralement cette couche lacustre qui renferme ici les matières bitumineuses, bien que leurs principaux réservoirs soient probablement situés fort au-delà, dans divers étages de la formation néocomienne d'où elles émanent par une sorte de distillation ascendante.

Au milieu de ces conditions, il est naturel de penser que les sources qui prennent naissance dans les couches profondes du sol, finissent par dissoudre peu à peu, à l'aide d'un certain degré de température et de pression, quelques-unes des particules bitumineuses qu'elles rencontrent et entraînent incessamment dans leur cours ; d'où la saveur particulière qui les caractérise, saveur offerte, non-seulement par les sources minérales de cette zône, mais encore par un certain nombre de filets d'eau potable, comme on en rencontre aux alentours de la colline de Servas.

Occupons-nous maintenant des sources d'Auzon, objet principal de ces études.

SOURCES D'AUZON.

Il existe dans la commune d'Allègre, à 14 kilomètres au nord-est d'Alais, à 2 kilomètres d'Auzon et tout près du petit hameau des Fumades, plusieurs sources d'une eau minérale bitumino-sulfureuse employée, de temps immémorial, par les habitants de la localité, à la guérison de la gale des bestiaux et dont l'usage, appliqué de nos jours à diverses affections et notamment aux maladies cutanées chez l'homme, a déjà fourni de nombreux et remarquables résultats.

Ces sources, dont la principale est connue dans le pays sous le nom significatif de *Fon-Pudente* (Fontaine-Puante), signalées par divers naturalistes et récemment encore par notre savant compatriote le B^{on} D'Hombres-Firmas, avaient, dès l'année 1736, fixé l'attention de son illustre aïeul Boissier de Sauvages, professeur à l'Université de Montpellier, auteur d'un Mémoire sur les *Eaux minérales d'Alais,* dans lequel on lit :

« Auprès de la verrerie, en deçà d'Auzon, à deux

» lieues d'Alais, on trouve la Fontaine-Puante, ainsi dite
» à cause de l'odeur sulfureuse qu'elle répand au loin.
» Cette eau, transparente, fraîche, coulant d'un grand
» et large bassin, il s'élève tous les matins sur cette eau,
» une espèce d'écume blanchâtre qui s'épaissit et se dur-
» cit comme du soufre ordinaire, aussi en est-ce un véri-
» table; on s'en sert à Auzon pour les mêmes usages,
» pour allumer le feu, pour guérir les maladies cutanées
» des troupeaux. Les habitants du pays ont commencé,
» il y a quelques années, de boire de ces eaux en été
» et pour les mêmes maladies qu'on emploie celles
» d'Hyeuzet. »

Depuis lors, la nature minérale et le caractère hépatique fortement prononcé de ces eaux, les cures évidentes
opérées, presque chaque année, sur de pauvres malades
du voisinage conduits par le hasard, l'instinct ou l'expérience, ont dû maintefois inspirer aux praticiens l'idée
de recourir à leur emploi; mais d'autres circonstances en
ont détourné jusqu'ici le plus grand nombre.

Premièrement, le défaut de connaissances positives sur
la nature et les proportions des éléments minéralisateurs;
secondement, l'inégal degré d'énergie de l'eau des diverses sources, d'où le danger d'user indifféremment de
chacune d'elles; troisièmement, l'absence de tout établissement.

Le médecin, entièrement privé de renseignements scientifiques sur ces eaux, éprouve le plus grand embarras à en fixer les indications et les contre-indications, le choix, les doses, le mode d'administration. Les malades accourus sur les lieux n'y trouvant personne pour les diriger, sont sans cesse exposés à de graves mécomptes et par fois à de dangereuses erreurs. Les eaux mal aménagées, transportées et échauffées par des procédés vicieux ont perdu la majeure partie de leur efficacité au moment de s'en servir, etc., etc.

Ces considérations et une foule d'autres tirées du défaut de logements, de soins, de précautions hygiéniques, expliquent suffisamment l'indifférence, nous dirons même l'oubli auquel ont été vouées jusqu'ici des eaux appelées, par leur richesse minérale, à devenir un élément de prospérité pour le pays qui les possède, et un précieux moyen de soulagement et de guérison dans une foule d'affections.

En présence d'un état de choses si contraire aux intérêts de la science et de la santé publique, nous entreprîmes, il y a deux ans, de concert avec M. Despeyroux, professeur de chimie et de physique au Collège d'Alais, quelques investigations dont le résultat, tout incomplet qu'il est, nous a paru digne de l'attention de nos confrères et de nos concitoyens. Encouragés, dès le début, par l'accueil rempli de bienveillance et d'empressement que nous reçûmes de M. Delbos, maire de la commune d'Allègre, propriétaire des principales sources, nos premières recherches ne tardèrent pas à nous convaincre de l'important parti qu'on en pouvait tirer, et nous en fîmes l'objet d'une communication officieuse à M. le Préfet du Gard qui nomma de suite une Commission chargée de contrôler et de vérifier nos essais. Cette Commission, présidée par M. Dupont, ingénieur des mines, adressa, le 2 août 1852, à M. le Préfet, un rapport entièrement conforme à nos assertions et suivi d'une demande en autorisation, formée par les sieurs Delbos et Justet. A l'heure qu'il est, les formalités voulues par la loi sont près d'être remplies, et tout fait espérer que l'année prochaine notre arrondissement sera doté d'un second établissement thermal appelé à rendre les plus grands services.

EXAMEN PHYSIQUE.

Nombre et situation des sources. — L'eau sulfureuse jaillit des flancs de la colline allongée qui fait suite au rocher d'Auzon et au haut de laquelle est situé le hameau des Fumades. Les orifices qui lui livrent passage sont en ce moment au nombre de neuf : un sur le versant occidental près le mas Chabert, appelé *Fon-Négre,* et huit sur le versant oriental, tous à peu de distance les uns des autres et occupant un espace de 4 à 500 mètres. Leur richesse, en ingrédient sulfureux, est très-différente et paraît décroître avec le degré d'élévation et en s'avançant du nord au midi; circonstance propre à faire penser qu'elles proviennent d'une source unique et que leur affaiblissement progressif est le résultat de leur mélange avec l'eau douce que l'on rencontre partout à une faible profondeur. Un second fait à l'appui de cette supposition, c'est que l'une d'elles, récemment découverte chez le sieur Justet, sourd en contre-bas et pour ainsi dire au milieu d'une nappe d'eau douce. Les caractères suivants, empruntés à l'examen de la source Roussel, la plus riche et l'une des plus élevées, sont offerts par toutes les autres, à des degrés différents, toutefois, pour certains d'entr'eux.

Aspect de l'eau sulfureuse examinée en masse. — Une petite marre creusée tout près de son point d'émergence, permet d'observer que cette eau est parfaitement transparente et d'une légère teinte verdâtre; seulement sa surface est couverte d'une pellicule blanchâtre, formée soit de soufre hydraté, soit de sulfate de chaux cristallisé; des bulles de gaz d'une certaine grosseur s'en échappent à tout instant.

Couleur et apparence. — Examinée dans un verre et quand elle vient d'être puisée à la source, l'eau d'Auzon est complètement incolore et d'une limpidité parfaite. Exposée au contact de l'air, elle ne tarde pas à devenir successivement louche, opaline, lactescente, surtout si on l'agite.

Odeur. — L'odeur franchement hépatique (odeur d'œufs pourris) exhalée par la petite marre dont nous avons parlé, est d'une intensité telle qu'on la perçoit à plusieurs centaines de mètres de distance sous le vent. Cette odeur fétide et désagréable se développe au plus haut degré quand l'eau est agitée quelques instants dans un verre rempli aux deux tiers et bouché avec la main.

Saveur. — Sa saveur est celle qui distingue les eaux sulfureuses, c'est un goût insupportable d'œufs couvis, spécialement accompagné ici d'une sensation d'amertume extrême.

Impression sur la peau. — La main, plongée dans cette eau minérale, n'éprouve d'autre impression que celle qui résulte de son immersion dans l'eau ordinaire.

Densité. — La densité de toutes ces eaux, très-variable, n'a pu encore être déterminée par nous ; elle paraît devoir être considérable vu le poids du résidu salin fourni par l'évaporation et sera l'objet de nos prochaines investigations.

Température. — La température prise aux sources Roussel et Fon-Négre a donné les chiffres suivants :

Température de LA SOURCE.	DATE DE L'EXPÉRIENCE.	Température EXTÉRIEURE.	Nom de LA SOURCE.
17° C.	2 août 1851 , 10 h. du matin.	26° C.	Roussel.
15° C.	23 sept. 1851 , 5 h. du soir.	20° C.	Roussel.
14° C.	18 mars 1852 , 1 h. du soir.	10° C.	Roussel.
15° C.	1er nov. 1852 , 1 h. du soir.	19° C.	Fon-Négre.

Elle semblerait donc varier avec la saison, mais il est probable que cette eau possède une température propre qu'il nous sera facile de déterminer quand nous pourrons la prendre à une certaine profondeur, c'est-à-dire à son point d'émergence du rocher, lequel, d'après la constitution apparente du sol, paraît devoir se rencontrer à quelques mètres.

Volume. — Nous voudrions faire connaître ici le volume des sources, mais il nous a été encore impossible de l'apprécier à cause de la disposition peu favorable de leurs orifices. On peut affirmer cependant que leur fourniture générale telle qu'elle est, suffirait amplement à la consommation d'un établissement thermal proportionné aux besoins des populations qui nous environnent.

2

Glairine ou Barègine. — Le long de tous les petits ruisseaux formés par l'écoulement de l'eau de chaque source et partout où son cours est ralenti par quelques touffes d'herbes ou par quelques débris de végétaux, on remarque immédiatement l'existence de nombreux petits filaments blanchâtres, soyeux, tremblotants et offrant tous les caractères extérieurs de la *glairine filandreuse*, matière pseudo-organique, dont la présence est généralement regardée comme un indice certain de la nature sulfureuse des eaux minérales et à laquelle on accorde une certaine importance comme principe minéralisateur. Nous nous proposons d'en recueillir bientôt une certaine quantité afin de constater chimiquement son identité.

Boue minérale. — Le fond de tous les ruisseaux d'écoulement et surtout celui de la petite marre, présente un dépôt noir abondant de sulfure de fer qui sera ultérieurement soumis à l'épreuve des réactifs.

RECHERCHES CHIMIQUES.

Les propriétés que nous venons d'énumérer indiquent déjà une eau fortement sulfureuse. Voici maintenant quelques essais qualitatifs des plus propres à confirmer cette idée, en même temps qu'ils font connaître la nature de l'ingrédient sulfureux.

1° Argent métallique. — Les pièces d'argent plongées dans cette eau minérale jaunissent instantanément et noircissent entièrement en moins de 20 secondes;

2° Acétate de plomb. — Précipité noir abondant et immédiat.

3° Acide arsénieux. — Précipité jaune serin très-intense;

4° Acide arsénieux avec addition d'acide chlorhydrique. — Si à la liqueur précédente on ajoute quelques gouttes d'acide chlorhydrique, augmentation à peine sensible des flocons et précipitation rapide.

Les trois premières expériences décèlent chimiquement la présence d'une quantité considérable d'acide sulfhydrique; la quatrième prouve en outre que la presque totalité de cet acide existe dans l'eau d'Auzon, à l'état libre.

Détermination du principe sulfureux par l'iode. — Il ne restait donc plus, pour le moment, qu'à déterminer la quantité réelle du principe sulfureux, pour être à même de juger *à priori* la valeur et l'énergie thérapeutique de ces eaux comme eaux sulfureuses, et c'est ce qu'il nous a été aisé de faire en employant la méthode sulfhydrométrique de Dupasquier.

On sait que cette méthode simple, facile et fournissant les données les plus exactes, est fondée sur la décomposition de l'hydrogène sulfuré libre ou combiné, par l'iode. Une solution alcoolique d'iode titrée est introduite dans un tube gradué (sulfhydromètre) dont chaque degré représente 0,01 centigramme et chaque dixième de degré 0,001 milligramme d'iode. Cela fait, on verse goutte à goutte cette solution dans un verre contenant une quantité déterminée de l'eau minérale additionnée à l'avance d'un peu de dissolution d'amidon. Dès l'instant où l'iode ne rencontre plus d'hydrogène sulfuré à décomposer, il réagit sur l'amidon et fait naître une belle couleur bleue indiquant le point de saturation. On examine alors combien de liqueur d'épreuve a été employée, ce qui donne la quantité d'iode, et secondairement par le calcul celle du soufre qui était combiné à l'état de sulfure, de sulfhydrate ou d'hydrogène sulfuré libre.

Le tableau suivant permet de saisir d'un coup-d'œil les résultats obtenus de l'application de cette méthode à chacune de nos sources.

DÉSIGNATION des sources.	DATE DE L'EXPERIENCE.	IODE ABSORBÉ en milligrammes.
Roussel.........	23 septembre 1851......	696
—	8 juillet 1851..........	640
—	18 mars 1852...........	728
Delbos supérieure.	18 mars 1852..........	520
—	8 juillet 1852..........	392
Delbos inférieure.	18 mars 1852...........	440
—	8 juillet 1852..........	184
Claude supérieure.	2 août 1851............	240
Claude inférieure.	2 août 1851............	148
Justet ancienne..	2 août 1851............	76
Justet nouvelle...	18 mars 1852..........	48
Fon-Négre......	1er novembre 1852.....	176
—	1er novembre 1852.....	120
—	1er novembre 1852.....	480
—	1er novembre 1852.....	560
—	1er novembre 1852.....	141
—	1er novembre 1852.....	688

On remarque, dans ce tableau, que le degré de sulfuration des sources Roussel et Delbos, a considérablement varié avec la date de l'expérience. Cette circonstance provient évidemment du mélange de l'eau sulfureuse avec des proportions d'eau douce, variables selon l'époque et la saison; et ce qui le prouve, c'est que précisément en mars 1852, date qui correspond au titre le plus élevé des sources, il règnait, depuis l'été précédent, une sécheresse extraordinaire qui, en diminuant le volume des eaux douces, a dû augmenter la richesse sulfureuse de l'eau minérale, tandis que le 8 juillet de la même année avait été précédé de pluies abondantes qui ont dû produire un effet tout contraire. Il y a donc lieu de penser que c'est pendant les saisons les plus sèches que l'eau d'Auzon possède son *maximum* de richesse sulfureuse, et que, par conséquent, les mois de juin, juillet et août sont, en général, ceux où son usage serait le plus avantageux sous ce rapport, actuellement du moins, et jusqu'à ce que les sources aient été plus ou moins complètement isolées.

On observe, du reste, que celles-ci conservent entre elles leur richesse relative ; ainsi la source Roussel est toujours la plus forte, puis vient la source Delbos supérieure, puis la source Delbos inférieure, etc.

Expliquons maintenant les différences énormes offertes par les résultats des six essais consécutifs opérés le 1er novembre 1852 sur l'eau de la source de Fon-Négre. Il est évident qu'on ne saurait invoquer ici des variétés de mélange avec l'eau douce, mais l'action de l'air, la disposition du terrain autour de l'orifice et les circonstances de l'expérience elle-même rendent merveilleusement compte de l'anomalie apparente qu'elle présente.

La source dont il s'agit est située à un kilomètre de
distance des autres et sur la pente opposée, au milieu
d'un terrain vague, à l'est et en face du mas Chabert.
Elle se fait jour par un ou plusieurs orifices ou griffons
occupant le fond d'une excavation d'un mètre environ
dans tous les sens, où l'eau minérale s'amasse et séjourne
en s'élevant jusqu'au niveau du sol extérieur, et d'où elle
ne s'échappe que lentement et par voie d'infiltration. La
première expérience fut faite sur un quart de litre d'eau
sulfureuse puisée à la surface de ce petit bassin et qui
absorba 0,044 milligrammes d'iode. Il en fut de même
pour la seconde où la saturation n'exigea que 0,030 mill.
Ces chiffres nous ayant paru faibles relativement à l'idée
que nous nous étions fait d'avance de la richesse de la
source, et soupçonnant de suite une altération des couches supérieures, nous procédâmes à une troisième et à
une quatrième expérience en puisant plus profondément,
et la même quantité d'eau absorba cette fois 0,120 et
0,140 milligrammes d'iode. Comme moyen de vérification
nous reprîmes de l'eau à la surface et nous fîmes un nouvel
essai dont le résultat vint confirmer nos prévisions, car
le titre redescendit à 0,036. Convaincus dès lors que le
principe sulfureux était d'autant plus abondant que l'eau
était prise plus profondément, nous disposâmes un petit
appareil de puisement à l'aide duquel nous pûmes la

recueillir à ras du fond du bassin, et nous obtînmes le chiffre de 0,172.

La divergence des résultats énoncés ci-dessus provient donc uniquement des divers degrés d'altération des couches supérieures et moyennes de la masse aqueuse, altération due elle-même à l'influence ordinaire du contact de l'air sur les eaux sulfureuses.

Détermination du principe sulfureux par l'acide arsénieux. — Mille grammes d'eau de la source Roussel, traités par l'acide arsénieux acide, ont donné un dépôt de sulfure pesant 0,182 et équivalent à 0,071 de soufre ou 0,075 d'acide sulfhydrique, ce qui représente 562/10es de degré sulfhydrométrique, ou 562 milligrammes d'iode.

A ces témoignages déjà si évidents de l'abondance du principe sulfureux contenu dans les eaux d'Auzon, il est facile de joindre la preuve de leur richesse comparative, en indiquant, comme nous le faisons ci-après, le degré de sulfuration des sources les plus renommées.

ÉTABLISSEMENTS.	NOM DE LA SOURCE.	NOM de l'expérimentateur.	IODE absorbé en milligmes.
Bagnères de Luchon.	Bayen........	Filhol........	258
—	Bordeu......	—	240
—	Bosquet......	—	223
Barèges.........	Grande douch.	—	132
Canterêts.......	César ancien..	—	87
Saint-Sauveur...	A la douche..	—	75
Bonnes.........	Source Vieille.	—	71
Vernet.........	Ancien établis^t.	Bouis........	84
—	N° 2 du vapor.	Fontan......	80
Aix en Savoie....	Eau de soufre.	Dupasquier...	52
Uriage..........	—	—	50
Allevard........	—	—	280

Résidu de l'évaporation. — Dix litres d'eau de la source Roussel, évaporés dans une capsule de porcelaine, à un feu très-doux, ont fourni un dépôt blanc, cristallin, qui, recueilli et desséché avec toutes les précautions convenables, a pesé 30^{gr},4, soit 3^{gr},04 par litre.

Cette opération, répétée plus tard sur 6 litres 45, puisés à chacune des sources Roussel, Delbos supérieure et Delbos inférieure, a donné par litre un dépôt de 3^{gr},331 pour la première, 2^{gr},142 pour la seconde, et 2^{gr},91 pour la troisième.

On voit que le poids du dépôt augmente ici avec la quantité du principe sulfurant, d'où il est naturel de conclure que l'abondance des matières fixes est principalement due à l'eau sulfureuse et doit conséquemment diminuer au fur et à mesure qu'une proportion plus considérable d'eau douce vient en affaiblir la richesse.

Éléments principaux du résidu. — Le résidu traité par l'éther ne le colore pas sensiblement, mais celui-ci laisse déposer, en s'évaporant, des cristaux de soufre imprégnés d'une matière sulfuro-bitumineuse très-odorante et soluble dans l'alcool.

Le dépôt restant soumis à l'analyse d'après les procédés ordinaires, a fourni pour 100 grammes de ce même dépôt :

Sulfate de chaux.	64,2
Carbonate de chaux.	17,3
Sulfate de magnésie.	
Chlorure de magnésium.	15,6
— de sodium.	
Matière bitumineuse, organique, perte.	2,0

Nous sentons tout ce que laisse à désirer encore cette simple ébauche de la constitution physico - chimique des eaux minérales d'Auzon, mais en attendant que de prochains travaux de captage et d'aménagement aient rendu possible la détermination exacte et complète de leurs principes minéralisateurs, on peut logiquement leur assigner d'avance un rang des plus élevés parmi les agents naturels de l'hydrothérapie sulfureuse.

L'arrondissement d'Alais possède, on ne saurait le nier, à Auzon, des eaux minérales dont le degré de sulfuration est tel, qu'il surpasse celui de toutes les sources sulfureuses de la France, et qu'on n'en trouve que peu d'exemples à l'étranger.

Ces eaux semblent devoir exercer sur l'économie une action comparable à celle des eaux les plus énergiques de la zône pyrénéenne, contrairement cependant à une opinion récemment émise en faveur d'une certaine classe d'eaux sulfureuses, et qu'il est, par cela même, indispensable de rappeler ici.

M. le Dr Fontan, à qui l'hydrologie minérale doit de si utiles travaux, considérant les eaux sulfureuses au point de vue de l'origine de leur élément essentiel, les divise en deux grandes classes.

La première comprend celles qui, comme la majeure partie des sources des Pyrénées, sont chaudes, sortent des terrains primitifs ou de transition, présentent constamment dans leur trajet le caractère sulfureux, contiennent toujours une substance azotée appelée *barègine,* dégagent spontanément de l'azote pur et sont minérali-

sées par le sulfure de sodium. Ce sont les eaux sulfureu
ses *naturelles*.

La seconde se compose de celles qui, douées d'une
température peu élevée, jaillissent des terrains secondai-
res ou tertiaires, ne contiennent pas de barègine, dégagent un mélange d'acide carbonique, d'hydrogène sulfuré
et d'azote, et sont ordinairement minéralisées par le sulfure de calcium. Ces eaux, primitivement salines et ren-
fermant, pour la plupart, des sulfates et des chlorures de
chaux et de magnésie, se décomposent au contact des
matières organiques qu'elles rencontrent dans leur cours
souterrain, et deviennent sulfureuses à leur arrivée à la
surface du sol. Telles sont les sources que l'on trouve en
Allemagne, en Belgique, en Suisse et en Savoie. Celles-là,
M. Fontan les nomme sulfureuses *accidentelles,* et c'est
précisément à cette catégorie que paraissent appartenir
les eaux sulfureuses d'Auzon.

Nous adoptons volontiers une classification fondée sur
de nombreuses et savantes recherches dans tous les établissements thermaux de l'Europe, mais nous ne saurions
admettre avec l'auteur, que le principe hépatique des
eaux sulfureuses accidentelles est moins actif, dans le
traitement des maladies, que celui des eaux sulfureuses
naturelles. A degré de sulfuration égal et même inférieur,
ces dernières peuvent se montrer généralement plus effi-

caces, mais c'est surtout, selon nous, à la présence du principe alcalin dont elles sont pourvues d'ordinaire, qu'il faut attribuer leur supériorité, bien plutôt qu'à la qualité de leur élément sulfureux ; et quant à nos eaux, on peut dire à leur avantage que si le principe alcalin y fait défaut, il est remplacé jusqu'à un certain point par la matière bitumineuse qu'elles renferment.

A ceux qui seraient tentés de voir un motif d'infériorité dans le peu d'élévation de leur température, nous répondrons :

Que l'état de la science ne permettant plus d'accorder une spécificité quelconque au calorique naturel des eaux thermales, il n'y a dès lors aucune raison d'établir la moindre différence d'action entre les eaux minérales douées d'un haut degré de température à leur issue du sein de la terre et celles que l'on échauffe artificiellement.

Quant aux inconvénients attachés à l'obligation d'échauffer les eaux minérales froides, ils sont exactement les mêmes que ceux qui résultent de la nécessité de refroidir les eaux sulfureuses thermales. Or, si parmi ces dernières il s'en trouve quelques-unes qui offrent, à leur point d'émergence, une chaleur assez tempérée pour être immédiatement balnéables, il en est un bien plus grand nombre, et ce sont en général les plus sulfureuses, dont la température est beaucoup trop chaude pour permettre de les utiliser en cet état.

Ces inconvénients consistent principalement dans l'altération de la nature et des propriétés de l'eau minérale, par suite de la décomposition ou de la perte d'une proportion plus ou moins considérable de son ingrédient sulfureux, si on n'a la précaution de la refroidir ou de l'échauffer à l'abri du contact de l'air.

Fort heureusement les appareils récemment imaginés à cet effet, et dont sont pourvus déjà la plupart des établissements thermaux, remplissent parfaitement ce but. Les résultats journellement obtenus à Enghien et à Allevard, ainsi que les nombreuses expériences du docteur Dupasquier, sont là pour attester qu'on peut échauffer les eaux sulfureuses froides jusqu'à 75° c., et même jusqu'à 96° c., sans leur faire perdre, pour ainsi dire, un atome de leur principe sulfureux.

Les mêmes précautions sont, du reste, indispensables quand il s'agit de refroidir les eaux sulfureuses trop chaudes, et les négliger ou les omettre entraîne nécessairement de graves mécomptes. Il est tel établissement renommé que nous pourrions citer, où l'eau, offrant au griffon de la source un degré de sulfuration considérable joint à une chaleur très-élevée, s'altère souvent en se refroidissant, au point de paraître à peine sulfureuse au moment où l'abaissement de sa température permet au malade d'en faire usage.

La basse température des eaux sulfureuses d'Auzon n'est donc pas une circonstance défavorable à leur emploi ou nuisible à leurs propriétés, et de plus elles ont sur les eaux des Pyrénées certains avantages qu'il est bon de signaler.

C'est d'abord la facilité de leur conservation. Plusieurs bouteilles de la capacité d'un litre, remplies à la source Roussel le 23 septembre 1851, de façon à laisser le moins d'air possible entre le bouchon et la surface du liquide, soigneusement ficelées et goudronnées sur-le-champ, ont été transportées au laboratoire du collège d'Alais et déposées dans le fond d'une armoire où elles sont restées jusqu'au 15 juillet 1852.

Examinée à cette époque, l'eau qu'elles contenaient n'avait rien perdu de sa limpidité ni de son odeur sulfureuse, et marquait au sulfhydromètre un degré à peine inférieur à celui qui avait été noté au moment du puisement, tandis que les eaux de Bagnères-de-Luchon, par exemple, participent de l'extrême altérabilité du sulfure de sodium qu'elles contiennent, à ce point que les expériences récentes de M. Filhol, professeur de chimie à Toulouse, montrent que dans les bouteilles d'expédition remplies avec le plus de précaution, la perte s'est élevée en moyenne au quart du principe sulfureux.

Une autre condition relative à la nature du composé sulfureux, semblerait ajouter à la valeur comparative de nos eaux.

On sait que la plupart des eaux sulfureuses, et notamment celles des Pyrénées, sont minéralisées par un sulfure ou un sulfhydrate alcalin. Or, si d'une part, l'expérience démontre que l'acide sulfhydrique libre, ne possède pas, comme on serait tenté de le croire, une énergie thérapeutique supérieure à celle des sulfures ou des sulfhydrates, et que ces deux ordres de composés ont, toutes choses égales, une manière d'agir et des propriétés tout-à-fait identiques, on observe généralement, du moins, que les eaux minérales qui, comme celles d'Allevard et d'Aix en Savoie, sont riches en hydrogène sulfuré libre et non combiné à des bases, dégagent, quand on les soumet à l'ébullition, des vapeurs sulfureuses beaucoup plus intenses, et sont ainsi douées d'une action spécifique plus puissante en permettant de soumettre la peau et la muqueuse pulmonaire au contact immédiat d'une quantité considérable de principe sulfureux avec le concours simultané du calorique et de la vapeur d'eau.

Signalons enfin une dernière circonstance éminemment favorable à l'eau d'Auzon et qui la distingue surtout des eaux chaudes et froides des Pyrénées, c'est qu'elle est à base de chaux, tandis que ces dernières sont minéralisées par des sels à base de soude.

Or, les sels de chaux sont depuis longtemps employés avec succès en Allemagne et en Amérique, particulièrement contre les scrofules et la phthisie, et d'après de récents travaux, le bi-carbonate entre autres, conviendrait merveilleusement à diverses maladies de la peau et du système lymphatique, et à certains catarrhes pulmonaires. L'eau d'Auzon paraîtrait donc, indépendamment de ses propriétés comme eau sulfureuse, susceptible d'applications spéciales aux maladies que nous venons de citer, et destinée à acquérir par ce seul fait une importance d'autant plus grande, qu'il n'y a guère en France que l'eau d'Enghien qui offre comme elle l'exemple d'une eau riche tout à la fois en hydrogène sulfuré et en sels calcaires.

Nous regrettons de ne pouvoir citer ici quelques-unes des guérisons obtenues de l'usage généralement empirique encore des eaux d'Auzon, la plupart de celles dont nous avons eu connaissance nous ayant été rapportées par des personnes intelligentes et dignes de foi, mais étrangères à l'art de guérir. Tout ce que nous pouvons dire, c'est qu'elles sont, en grande partie, relatives à des maladies chroniques de la peau d'une gravité incontestable à en juger seulement par l'origine ancienne, l'étendue et l'intensité du mal (1).

Quelques malades que nous y avons envoyé nous-même étaient atteints d'affections cutanées, des genres *eczema, prurigo, psoriasis inveterata,* etc., dont les unes ont rapidement cédé, et les autres ont éprouvé une notable amélioration.

Nous avons en ce moment sous les yeux une jeune femme atteinte, depuis plus de six mois, d'une éruption papuleuse aux deux joues (*lichen circonscriptus*), vainement combattue jusqu'ici par divers moyens, et que quelques lotions d'eau de la source Delbos ont fait disparaître comme par enchantement.

Quant aux effets physiologiques et thérapeutiques résultant de l'administration rationelle des eaux d'Auzon, on comprend que l'état des lieux n'a point encore permis d'en acquérir les preuves expérimentales.

---

(1) Nous citerons cependant un fait relaté dans le rapport de la Commission chargée de l'examen de ces sources, où il est dit qu'un enfant du village de Brouzet, atteint de débilité et de contracture des membres inférieurs par suite de la présence d'une tumeur située à la partie inférieure de la moelle épinière, malade et perclus depuis deux ans, a retrouvé cette année, à Auzon, l'usage de ses jambes dès les premiers bains, et s'en est retourné en pleine voie de guérison.

On peut néanmoins, sans tracer le tableau complet des états pathologiques auxquels elles sont appelées à remédier, conclure avec juste raison du court exposé qui précède, qu'elles promettent d'égaler au moins, en efficacité, les eaux sulfureuses les plus estimées, dans les affections cutanées chroniques, les rhumatismes, les scrofules, la cachexie mercurielle syphilitique, le catarrhe pulmonaire chronique, les plaies d'armes à feu, nécrose, carie trajets fistuleux, les entorses, fausses ankiloses, suite de contusions ou de fractures, etc., etc.

EAUX MINÉRALES D'EUZET.

Si les eaux minérales d'Euzet ont été, dans ces derniers temps, beaucoup moins employées qu'elles ne le furent jadis, ce n'est pas que leur composition chimique ait changé, ni qu'il se soit élevé des doutes sur leur efficacité. Ce délaissement passager tient probablement en partie à la négligence et à l'incurie des anciens possesseurs de l'établissement, depuis longtemps dénué de tout ce qui pouvait en rendre le séjour commode et agréable. C'est ce qu'a parfaitement senti le propriétaire actuel qui, en homme d'intelligence et de goût s'est empressé d'obvier à ce grave inconvénient. Grâce à son zèle éclairé et aux sacrifices qu'il a su s'imposer, Euzet restauré, agrandi, planté, embelli, n'a plus rien à envier aujourd'hui aux établissements les mieux tenus.

Mais une cause bien plus puissante, selon nous, a contribué jusqu'ici à la dépréciation de ces eaux; c'est l'usage irrationel qu'en font de trop nombreux malades obéissant imprudemment à leurs propres inspirations ou trompés par les conseils d'un empirisme aveugle. L'esprit de routine et l'exagération compromettent chaque jour leur antique réputation en leur prêtant des effets pathogénésiques et thérapeutiques qu'elles sont incapables de produire, pendant que d'un autre côté on semble ne tenir aucun compte de la présence de l'élément bitumineux auquel on attribuait autrefois un rôle si important.

« Il y a à Servas, » dit Sauvages, « une ou deux » sources d'eau claire, d'une odeur bitumineuse plus » purgative que celle d'Hyeuzet; du fond et des bords » de cette source sort une naphte ou poix liquide qui » s'épaissit et se durcit à l'air, qu'on fait fondre aisément » et ramollir à la moindre chaleur, et qui, durant l'été, » bouillonne dans sa source, quoique fraîche; cette poix » infusée au poids d'un drachme, dans une bouteille » d'eau commune, forme des eaux qui, pour l'odeur, la » couleur et le goût, sont parfaitement semblables aux » eaux d'Hyeuzet; voilà donc une manière aisée de for- » mer de pareilles eaux et de les transporter sans frais » partout où on voudra, de les rendre même plus pur- » gatives si l'on veut, etc., etc. » (Ouvr. cité.)

Lieutaud les caractérise en ces termes, dans son *Traité de Médecine* :

« *Aquæ Yssallenses* (d'Youzet) *humilis cujusdam vici,* » *Occitaniæ inferioris, inter Ucetiam* (Uzès) *et Alesiam* » (Alais) *tribus leucis ad Eurum ab hâcce postremá remoti;* » *sunt frigidæ, bituminosæ et saporis ingrati; à bitumine*

» *silicet quod scatet hic tractus quod sincerum fluit haud*
» *procul à prædicto vico.* » (Synopsis, t. II, p. 59.)

Le naturaliste Genssanne leur consacre les lignes sui-
vantes :

« A peu de distance à l'ouest de *Font-Couverte,* on
» trouve les sources minérales d'Ieuzet, dont on fait beau-
» coup d'usage. On les appelle *Fontaines sulphureuses*
» d'Ieuzet, elle ne sont cependant rien moins que tout
» cela; ces eaux sont véritablement *bitumineuses,* elles
» ont un vrai goût d'asphalte et ne peuvent être que fort
» bonnes aux poitrinaires parce qu'elles ont une qualité
» balsamique. » (Ouvr. cité, p. 201.)

La mème opinion est formellement exprimée par le D^r
Paulet, d'Anduze, homme érudit et praticien consommé
qui vivait à la fin du siècle dernier. On lit dans une
courte mais intéressante notice laissée par lui sur sa ville
natale :

« Une chose particulière à ce pays et qu'Anduze par-
» tage avec ses environs, c'est la qualité et l'efficacité
» des eaux d'Euzet, eau minérale bitumineuse peut-être
» unique de son genre, et à laquelle, la poix minérale
» sans doute, qui abonde aux environs d'Alais, commu-
» nique ses qualités. Ces eaux possèdent toutes les qua-
» lités de l'eau de goudron dont elles ont le goût. Elles
» sont, en outre, dépuratives et conviennent éminem-
» ment dans les maladies cutanées surtout répercutées

» et qui ont donné lieu aux douleurs des articulations,
» aux coliques, et même dans les ulcères internes sur-
» tout du poumon. Il y a apparence qu'indépendamment
» des sels dont elle est chargée, suivant M. Chaptal, elle
» tient en division ou en dissolution la poix minérale qui
» lui communique un goût de bitume. » (*Hist. d'Anduze,*
» p. 98.)

Qu'on veuille bien nous pardonner ces citations prises, pour ainsi dire, au hasard, dans nos souvenirs, et jeter maintenant un regard sur le résumé de l'analyse récente des eaux d'Euzet, par M. Boyer fils, pharmacien-chimiste de Nimes.

Sur 4,693 grammes de l'eau d'Euzet prise à la source, on trouve :

Acide hydrosulfurique libre....	quantité indéterminée.
Sulfate de chaux.	7,814
Sulfate de magnésie.	2,620
Carbonate de chaux..	1,440
Carbonate de magnésie........	0,030
Hydrochlorate de magnésie. ...	0,226
Chlorure de sodium..	0,122
Matière organique............	0,070
Matière bitumineuse..........	0,011
Perte......................	0,081

On remarque de prime abord, que la présence de l'a-cide hydrosulfurique y est simplement indiquée, sans détermination de poids ou de volume, à cause de ses faibles proportions ; voici, en effet, le résultat de quelques essais faits dernièrement par nous aux sources même, et qui indiquent une quantité d'acide sulfhydrique à peu près insignifiante :

Source Julienne.

Argent métallique, pendant dix minutes.	rien.
Acétate de plomb......................	louche blanc, non brun.
Acide arsenieux.......................	rien.
Acide arsenieux acide.................	rien.
Iode absorbé (procédé sulfhydrométrique)	0,004

Source Lavalette.

Argent métallique, pendant dix minutes..	rien.
Acétate de plomb......................	précipité blanc et brun.
Acide arsenieux.......................	rien.
Acide arsenieux acide.................	rien.
Iode absorbé (procédé sulfhydrométrique)	0,005

Source la Marquise.

Argent métallique, pendant dix minutes.	coloration peu sensible.
Acétate de plomb......................	louc. brun et troub. blanc
Iode absorbé (procédé sulfhydrométrique)	0,009

L'élément sulfureux ne peut donc avoir, dans tous les cas, qu'un rôle fort accessoire dans l'action curative de ces eaux. Les composés salins et principalement les sels magnésiens paraissent devoir, au contraire, y contribuer beaucoup ; c'est à leur présence que l'eau d'Euzet, prise en boisson, doit son pouvoir apératif, diurétique, désobstruant. Le principe bitumineux est ensuite l'agent de ses propriétés balsamique, dépurative et spécifique, en même temps qu'il influe sur l'effet purgatif.

En envisageant ainsi théoriquement la manière d'agir des eaux d'Euzet, abstraction faite du *nescio quid divinum,* on peut déterminer, *à priori,* les états morbides spéciaux contre lesquels leur emploi est rationnellement indiqué, et qui sont précisément ceux dont nos devanciers avaient acquis la connaissance, à l'aide des seules lumières de l'expérience et de l'observation.

Nous voyons, en effet, dans leurs écrits, qu'on en retire de grands avantages dans le catarrhe pulmonaire, l'asthme, la bronchorrhée et dans un certain nombre d'affections chroniques de la poitrine, décrites par les anciens nosologistes comme autant d'espèces de phthysies, mais différant essentiellement, quant à leur nature, de la phthysie tuberculeuse.

« Elles ont de très-grandes propriétés, » dit Sauvages, « dont la plus merveilleuse est celle de guérir la phthysie » qui ne dépend que d'un ulcère superficiel du poumon, » sans durillons ou tubercules, ce que je n'aurais jamais » cru, si je n'avais été témoin de plusieurs cures que » M. Gibert, médecin d'Alais, docteur de la Faculté de » Montpellier, très-connu par son mérite, a fait de plu- » sieurs espèces de cette maladie, etc., etc. » (*Mém. sur les Eaux minérales d'Alais,* p. 2.)

On en signale également les bons effets contre certaines névroses du tube digestif et notamment contre la dyspepsie essentielle, contre l'atonie des voies digestives, chez les sujets delicats, mélancoliques, hypocondriaques, et contre les altérations nombreuses et variées du parenchyme des organes intérieurs, désignées autrefois sous le nom générique d'obstructions, *obstructiones viscerum.*

Les médecins d'Uzès les prescrivaient, au dire de Buchoz, contre la dyssenterie et les fièvres intermittentes.

Généralement utile, mais souvent insuffisante dans les maladies cutanées, leur action paraît convenir spécialement à celles qui constituent l'ordre des *papules* et notamment au *prurigo* contre lequel de nombreux et remarquables succès en ont rendu l'usage pour ainsi dire vulgaire.

« *Præter vim depurantem et vulnerariam, alvum sol-* » *vunt, diuresim movent et obstructiones reserant, ideò* » *occurrunt pruriginosis,* etc. » (LIEUTAUD, ouvr. cité.)

L'eau d'Euzet, par sa température et sa constitution chimique, paraît naturellement destinée à être prise en boisson, aussi est-ce le plus ordinairement sous cette forme qu'on en obtient de salutaires effets, dans les circonstances énumérées ci-dessus; on l'administre néanmoins sur les lieux en bains, douches, irrigations, ayant un certain degré d'utilité comme moyen local, et purement adjuvant. Quant aux succès journellement obtenus dans l'établissement, de l'application extérieure de cette

eau réduite en vapeur, contre les affections de la peau,
le rhumatisme, la sciatique, etc. Ce sont uniquement
ceux qu'on obtient partout ailleurs de l'usage des étuves,
des bains ou douches de vapeur aqueuse simple dans ces
maladies ; l'eau d'Euzet ne contenant aucun principe
volatil ou susceptible d'être entraîné par elle, au fur et
à mesure de son passage à l'état aériforme.

En voilà assez, ce nous semble, pour permettre de
résumer ainsi qu'il suit, les analogies et les différences
offertes par les deux groupes d'eaux minérales qui jaillissent à l'est de l'arrondissement :

Leur constitution, généralement parlant, identique,
quant à la nature des matières fixes, diffère essentiellement, quant au poids total de ces dernières, et bien
plus encore, quant à leurs proportions respectives,
comme on peut le voir ci-après.

Matières fixes contenues approximativement dans
100 grammes de dépôt :

	Auzon.	Euzet.
Sulfate de chaux	64,005	62,005
Carbonate de chaux	17,005	11,005
Chlorure de sodium		
Chlorure de magnésie	15,006	50,007
Sulfate de magnésie		
	gr.	gr.
Résidu par litre	5,400	2,667

Les eaux d'Auzon sont plus chargées de sels calcaires, celles d'Euzet plus riches en sels magnésiens.

Les unes et les autres sont limpides, froides, salines, bitumineuses, sulfureuses; mais tandis que l'eau d'Auzon, comparable et supérieure aux eaux d'Allevard et d'Enghien, renferme une quantité d'acide sulfhydrique à l'état libre, représentant une proportion de soufre plus forte que celle des eaux les plus sulfureuses de France, le caractère hépatique de l'eau d'Euzet est, au contraire, si peu prononcé, qu'elle mérite à peine le nom de sulfureuse.

La première est saline et bitumineuse, mais l'ingrédient sulfureux y domine au point de rendre très-secondaire, le rôle de ses autres éléments minéralisateurs. La seconde est sulfureuse, mais si faiblement, que son énergie thérapeutique provient à peu près exclusivement du bitume et des sels qu'elle contient.

Celle-ci, d'une inocuité à peu près complète, légère, faiblement excitante, tempérante même à petites doses, et douée alors de propriétés analogues à celles du petit lait et de l'eau de poulet, devient décidément diurétique, apéritive et laxative si l'on en use un peu plus largement, et peut être bue à l'énorme dose de cent cinquante verres, sans entraîner d'autres accidents que ceux qui résultent parfois de l'excès des boissons aqueuses. Celle-là, stimulante et sudorifique au plus haut degré, possède, au contraire, une action vive et puissante qui oblige à en surveiller attentivement l'administration. Un seul bain pris à 30 ou 35° c. peut produire une surexcitation générale, violente, et amener brusquement l'éruption anormale, *psydracia thermalis,* et l'état fébrile qui constituent la *poussée.* Quelques verres avalés inconsidérément risquent de déterminer des vomissements, une superpurgation et dans quelques cas des effets pathogénésiques voisins de l'intoxication. Enfin, l'une doit sa spécificité d'action au soufre, et l'autre, à la matière bitumineuse.

Dans la longue liste des affections que les eaux d'Auzon nous semblent appelées à guérir ou à soulager, on en trouve un certain nombre contre lesquelles l'eau d'Euzet est chaque jour administrée avec succès. C'est qu'il est des maladies susceptibles d'éprouver d'utiles modifications de la part d'agents chimiques de nature diverse, et d'autres telles que les dartres, le rhumatisme, les névralgies, etc., qui sont toujours avantageusement combattues par l'usage extérieur des eaux minérales thermales ou échauffées, ou même par des bains, douches ou étuves d'eaux naturellement chaudes mais presque entièrement dénuées de principes médicamenteux; l'action puissante du calorique faisant ainsi souvent tous les frais de la guérison.

Notre vif désir de voir les eaux d'Auzon régulièrement aménagées et administrées sur les lieux dans un établissement convenable, nous a fait hâter la publication de ces notes; mais la satisfaction que nous éprouvons d'avance, d'avoir ainsi contribué à la réalisation d'un projet si utile au bien-être et à la santé de nos populations, serait mêlée pour nous d'un regret sincère, si nous avions pu penser que la création d'un établissement thermal à Auzon dût porter la moindre atteinte à la prospérité des bains d'Euzet. Notre ferme conviction est, au contraire, que le voisinage des deux établissements ne peut que favoriser leur développement et leurs succès mutuels, en offrant aux malades la perspective d'une double chance de guérison; opinion fondée sur l'exemple de ce qui se passe ailleurs, et récemment exprimée par deux hommes des plus compétents en pareille matière.

« Maintes fois, » dit M. P. Bertrand, « on a dit qu'un » établissement thermal redoutait un trop proche voisi- » nage du même genre; ceci n'est point exact. Loin de » nuire, cette proximité ne peut qu'ajouter à leurs chan- » ces mutuelles de succès. Qu'on examine ce qui se passe » à Bagnères; chaque année amènerait-elle là une foule » si nombreuse, même avec tous les privilèges du pays, » si les populations de tous les établissements des Pyré- » nées ne formaient pas les affluents de ce torrent. Tel » est, au contraire, un des avantages des Pyrénées. Les » établissements sont nombreux, les sources abondent; » si l'une ne convient pas on espère mieux d'une autre

» et l'on y va. Il n'est pas rare de voir des malades faire
» ainsi plusieurs tentatives successives. Cette raison dé-
» termine puissamment au départ. Que devenir, au con-
» traire, quand au terme du voyage, les eaux réussissent
» mal ou que dès l'abord le médecin en déconseille l'em-
» ploi? Où chercher ailleurs des chances plus favorables,
» si des distances considérables et pénibles à franchir
» vous séparent de tout autre localité thermale? Les
» malades ont déjà tant de préoccupations et de cruelles
» incertitudes. Pense-t-on qu'un motif de ce genre n'en
» ait pas arrêté plus d'un sur le point de se mettre en
» route? On le voit donc, cette seule considération bien
» raisonnée et bien comprise, indépendamment de quel-
» ques autres qu'il serait trop long de consigner ici, fait
» regarder comme tout avantageux aux établissements,
» ce mutuel voisinage qu'on a voulu présenter comme
» redoutable. » (P. BERTRAND, *Voyage aux Pyrénées,*
page 216.)

« Ce que M. Bertrand dit des eaux des Pyrénées est
» prouvé aussi par l'observation de ce qui se passe
» depuis quelques années, à l'égard des eaux du dépar-
» tement de l'Isère. C'est un fait reconnu et nullement
» contesté, en effet, que jamais les thermes d'Uriage
» et de Lamotte n'ont eu autant de malades que depuis
» la fondation de l'établissement d'Allevard et le brillant
« succès qu'il a obtenu particulièrement dans la dernière

» saison. » (DUPASQUIER , *Hist. de l'Eau minérale sul-*
» *fureuse d'Allevard,* p. 307.)

Appeler l'attention du public et la protection du Gou-
vernement sur des eaux minérales susceptibles d'une
heureuse application à un grand nombre de maladies
très-répandues parmi nous; donner à nos confrères une
idée générale et succincte de la nature et des propriétés
de ces eaux; encourager les propriétaires des sources
d'Auzon, dans l'exécution des travaux et des construc-
tions nécessaires pour les rendre balnéables; telle a été
jusqu'ici notre unique intention. Plus tard nous comptons
satisfaire aux justes exigences de la science en publiant
une analyse rigoureuse, d'autant plus intéressante alors,
qu'elle sera accompagnée d'un certain nombre de faits
d'observation pratique.

FIN.

Alais, imp. veuve **VEIRUN**.

www.ingramcontent.com/pod-product-compliance
Ingram Content Group UK Ltd.
Pitfield, Milton Keynes, MK11 3LW, UK
UKHW031746170726
13836UKWH00002B/915